AF218647

Andrés Barba (Madrid, 1975) es novelista, ensayista, poeta, traductor y editor. Su obra se ha traducido a veintidós idiomas y ha ganado diversos galardones literarios. Su última novela es *Auge y caída del conejo Bam*.

Podría comer piedras
Vida y crucifixión de Edward H. Gibson

Aquejado de una rara condición genética, Edward H. Gibson nació sin la capacidad de sentir dolor físico. Su cuerpo no advirtió ni heridas ni accidentes, y fue presentado en la sociedad médica de Nueva York como el primer caso conocido de analgesia total congénita. Este libro es un emocionante estudio sobre el dolor, su dimensión simbólica y las discrepancias entre la experiencia verdadera y su representación. Abocado a la condición de *freak*, el protagonista se sublima en un gesto desesperado o irónico: crucificarse en público frente a la multitud. A medio camino entre el ensayo narrativo y la reflexión filosófica, Barba transforma esta anomalía biológica en una alegoría del extrañamiento y la otredad.

Podría comer piedras

Andrés Barba

Podría comer piedras

Vida y crucifixión de
Edward H. Gibson

editorial anagrama

Primera edición: abril 2026

Diseño de la colección: Compañía (lookatcia.com)

© Andrés Barba, 2026
   Publicado por acuerdo con Casanovas & Lynch Literary Agency

© EDITORIAL ANAGRAMA, S. A. U., 2026
   Pau Claris, 172
   08037 Barcelona

ISBN: 978-84-339-4927-1

Depósito legal: B. 702-2026

Printed in Spain

Liberdúplex, S. L. U., ctra. BV 2249, km 7,4 - Polígono Torrentfondo
08791 Sant Llorenç d'Hortons

A Modesto Calderón

¡Oh, vosotros cuantos pasáis por el camino: mirad y ved si hay dolor comparable a mi dolor!

Lamentaciones I,12

1

Todo cuanto sabemos sobre Edward H. Gibson procede de una breve conferencia del doctor George Van Ness Dearborn: «A Case of Congenital General Pure Analgesia». Según Dearborn, el paciente, de cincuenta y cuatro años, jamás había sentido desde su nacimiento ningún dolor físico.

2

La conferencia se dicta el 9 de febrero de 1932 en la New York Academy of Medicine frente a varias decenas de médicos y en presencia del propio Edward H. Gibson. La transcripción –publicada en junio de ese mismo año en el

Journal of Nervous and Mental Disease– es el primer documento fiable de un caso de analgesia total congénita.

3

Sabemos las palabras que utiliza Dearborn para presentar a Edward H. Gibson. Dice de él que es un hombre *artless and sincere*. Cándido y sincero. Un poco apresuradamente, se empeña en hacer un retrato embellecedor de su paciente, un recurso retórico elemental conocido como *captatio benevolentiae* y fundado en la convicción de que la credibilidad está directamente relacionada con la empatía.

4

No es descartable tampoco que el recurso esté en realidad dirigido a su favor, al del propio Dearborn, a quien conocen allí por su entusiasmo por los llamados test de Rorschach, unos test que casi todos los asistentes consideran el mayor timo de la neuropsicología moderna, o por su libro *The Influence of Joy*, un

tratado sobre las posibilidades curativas de la
alegría.

5

«Esos gestos parecían estar clamando que el
bien debe triunfar, la verdad debe prevalecer,
el orden debe reinar» (Virginia Woolf).

6

Físicamente –y de acuerdo con la única foto-
grafía que conservamos– Dearborn es lampi-
ño, de aspecto infantil, mentón retraído y ore-
jas levemente de soplillo. No tenemos noticia
del aspecto de Edward H. Gibson, salvo por un
detalle marginal. Al presentar a su paciente,
Dearborn comenta que «sus rasgos (menores)
no son significativos para el propósito que nos
concierne». *Physically and neurologically his
(minor) signs are not significant for our present
purpose.*

7

De otros datos de la conferencia podemos deducir algunos de esos rasgos «menores»: diversas cicatrices en la cara y a lo largo del cuerpo, la nariz rota, la ausencia del dedo índice de la mano izquierda, en cuya palma se percibe también una gran cicatriz, la cojera en la pierna derecha.

8

Sea como sea –parece decir Dearborn–, Edward H. Gibson es nadie y ese nadie es creíble. Sería imposible sospechar en él ningún engaño. *Any kind of deceit or of conscious exaggeration.*

9

A continuación, Dearborn hace algo muy yanqui –o que a nosotros nos parece muy yanqui en 2025 y quién sabe si lo era en 1932–: da unos escuetos datos biográficos y enumera los oficios de su paciente como si contuvieran la clave del misterio: Nacido en Praga en 1878 y de origen bohemio, Edward H. Gibson emigra a los Estados Unidos a la edad de un año en compañía de sus padres y es escolarizado en una ciudad de Pensilvania. Trabaja como chófer, muchacho de los recados, vendedor de entradas en un teatro y hasta músico clarinetista en la United States Marine Band, toda una serie de ocupaciones que implican cierta confianza directa o indirecta.

10

El relato. Nada está crudo en el relato de Dearborn, todo parece cocinado, organizado, dispuesto en trocitos, pero sobrevuela la tentación de una estructura demasiado coherente en una vida demasiado incoherente, su verosimilitud pasa por alto su fundación más básica: Edward H. Gibson, el nombre menos creíble para alguien nacido en Praga en 1878 y seguramente de ascendencia gitana o judía askenazi.

Pero más allá del nombre, su mera existencia: cómo se las ha apañado ese bebé, y luego ese niño, y luego ese adulto, para no morir. Cómo ha logrado llegar vivo ese hombre aparentemente ingenuo, *artless and sincere*, de cincuenta y cuatro años, que no conoce el dolor físico.

Habría que pensar, por ejemplo, que desde su nacimiento Edward H. Gibson carece de la herramienta más elemental para la supervivencia: el llanto.

Un bebé que no llora. Un bebé neutralizado.

O quizá: un monstruo latente.

Habría que pensar, entonces, que hay dos nacimientos en Edward H. Gibson, el fisiológico, ocurrido en Praga en 1878, y otro segundo, el nacimiento al no-dolor, ocurrido poco después y en alguna escena cotidiana, como el pinchazo con un alfiler o una quemadura accidental, una quemadura o pinchazo al que no reacciona y que tal vez la persona que cuida a Edward H. Gibson (su madre, imaginamos) repite conscientemente para salir de su asombro y a continuación se lo queda mirando como si fuera un centauro, pues lo que hasta hace un segundo había sido solo una criatura rosada y dependiente, ahora escapa a la lógica de las criaturas rosadas y dependientes.

Y no menos habría que pensar que esa persona de cuya vida depende Edward H. Gibson queda comprometida a partir de ese momento, una realidad celosamente guardada en la intimidad familiar que se establece como parámetro, de modo que desde el primer minuto, alguien adopta el papel subsidiario de protector y alguien el de protegido, dependientes el uno del otro, tal y como se dice que todo héroe precisa no solo de su coraje, sino también de la falta de coraje de otra persona.

17

Dearborn continúa su conferencia con una de esas preguntas demasiado obvias que rara vez surgen en el transcurso de una vida normal, y que solo son pertinentes en los discursos científicos cuando ya no se confía en las leyes más confiables, a saber: *qué diablos es el dolor*.

18

Aclara que cuando utiliza la palabra «dolor» se refiere a la sensación pura, al llamado dolor «físico u orgánico», *physical or organic pain*, y que en ese concepto, por tanto, no incluye lo meramente desagradable, ese intrincado complejo afectivo alejado de su correlato sensorial puro. O, por decirlo de otro modo, que cuando habla de dolor solo se refiere a la *sensación* que detecta el estímulo, su naturaleza, su evolución, su intensidad, sus características espaciales, y que no tiene por qué coincidir necesariamente con la *experiencia afectiva* del dolor, es decir, la connotación desagradable relacionada con esa sensación; que al referirse a la palabra «dolor» no hace referencia tampoco al dolor espiritual, emocional, al dolor de la pérdida de otro, del abandono, del fracaso, al dolor de no ser amado, elegido.

19

Tampoco se refiere a su dimensión cognitiva, es decir, a todos los procesos mentales que acompañan y dan sentido a la percepción del dolor, ni mucho menos a las interpretaciones y valores atribuidos al dolor, tanto en el lenguaje como en lo referente al *conocimiento sobre el dolor*, a su dimensión cultural-cognitiva, por decirlo así, una dimensión que, como sabemos, comienza en los estratos preverbales de la conciencia y que en Edward H. Gibson debió de quedar primero paralizada (quién sabe si atrofiada) y luego quizá transferida a otras funciones.

Durante toda su vida –afirma Dearborn– Edward H. Gibson ha estado desprovisto del sentido de alerta relacionado con el dolor, *the teleologic warning-function of pain*. Desconoce las estructuras naturales que generan respuestas de atención, anticipación, desviación. No esquiva los golpes de manera automática. No parpadea si lo amenazan.

21

«... estar cerca era su forma de estar lejos» (Mary Shelley).

22

Como en las novelas decimonónicas, Dearborn rastrea las raíces biográficas de su «héroe» y concluye que hasta donde sabe –o lo que es lo mismo, hasta donde Edward H. Gibson ha querido contarle– sus antecedentes familiares son *negativos para la neuropsiquiatría*.

23

Una ambivalencia no muy distinta de la de muchos novelistas del XIX: por un lado, Dearborn parece empeñado en presentar a Edward H. Gibson como alguien totalmente inocuo y sin rastro de neurosis ni psicopatías –*neither neurotic nor psychotic*–; por otro, insiste en todos los detalles que lo vuelven extraordinario: su origen, su condición de caso único, su inexistente historial clínico, hasta su propia bonhomía parece ocultar algo, referir a *otra cosa*.

24

Pero es como si Edward H. Gibson eludiera constantemente a Dearborn, quien en cierto momento hasta se permite hacer un chiste a su costa sin que parezca importarle su presencia. Al explicar las raíces médicas de su analgesia, afirma que su origen neurológico jamás podrá saberse con certeza hasta realizar una necroscopia, «algo a lo que, en la actualidad, el paciente se opone de modo sistemático».

25

Imaginamos la sonrisa de los médicos.

26

Imaginamos que Edward H. Gibson no entiende nada. Tal vez hasta sonríe él también.

27

Sea como sea –continúa Dearborn– los primeros años de la vida de su paciente transcurren sin mayor tropiezo. O lo que es lo mismo: sin ningún accidente reseñable. En todo ese tiempo «pudo haber sucedido, pero no sucedió, sucedió antes, después, más cerca, más lejos, pero no a él, se salvó por ser el primero, se salvó por ser el último, por estar solo, con gente, a la izquierda, a la derecha, porque llovía, porque había sombra, porque lucía un sol esplendoroso, por suerte había un bosque, por suerte no había árboles, por suerte un raíl, un gancho, una amiga, un freno, una repisa, una curva, un milímetro, un segundo» (Szymborska).

Pero no tardan en ocurrir muchas cosas, y cada una de ellas es una delicia médica más grande que la anterior. No sabemos si la primera que relata Dearborn es la más significativa, pero sin duda es la fundacional. Ocurre en 1885, a la edad de siete años, cuando Edward H. Gibson pasa, tras un obrero, justo en el instante en que alza con todas sus fuerzas algo parecido a una azada, *a flat-edged pick*, y el pequeño se ve literalmente proyectado a medio metro del suelo, *two feet from the ground*, por el impacto de la herramienta en su movimiento ascendente.

Según el testimonio de Edward H. Gibson, la azada se le incrusta en el hueso malar derecho. A saber, el pómulo.

Pese a la aparatosidad del accidente, Edward H. Gibson no siente ningún dolor; ni en el impacto de la azada, ni durante la curación, que se realiza con tintura de yodo, un procedimiento extraordinariamente doloroso cuando se ejecutaba sobre heridas abiertas.

31

Tampoco sale ileso. El niño –afirma Dearborn– es presa de un «shock nervioso», *suffered from nervous shock for a while*.

32

Resulta extraño, casi sospechoso, que alguien prolijo en todo –como demuestra ser Dearborn– pase tan descuidadamente sobre la duración y naturaleza de ese shock, sobre todo considerando su condición de episodio inaugural. Dearborn no explica si se trata de una conmoción provocada por el impacto o si es más bien un «shock emotivo», consecuencia del susto, algo parecido a un despertar. No aclara tampoco si su percepción es continua o discontinua.

Mucho menos especula Dearborn sobre el carácter potencialmente sustitutivo de ese shock, a saber, si el shock se produce porque no se ha producido otra cosa, si es la única manera en que el muchacho logra sublimar *eso* que debería haber sentido y ahora sabe que *no ha sentido*, tal y como a veces nosotros, en momentos particularmente traumáticos e importantes de nuestras vidas, sustituimos un sentimiento por otro, o peor, un sentimiento por la ausencia consciente de un sentimiento, de modo que no experimentamos lo que deberíamos sentir, pero sí percibimos su ausencia, su negación, y nos relacionamos entonces con ese fantasma como si lo viéramos a través de un cristal y resplandeciera frente a nosotros, inalcanzable como una chaqueta o un collar demasiado caros. Nuestro sentimiento no sentido.

34

No habla Dearborn tampoco sobre si ese shock no será, en definitiva, el vaciado, la reverberación del dolor inexistente. Su primera *sensación*.

35

Nuestro mundo, que aparece gracias al dolor, está bloqueado en el caso de Edward H. Gibson. Está ciego.

36

También mudo. El propio Edward H. Gibson no parece dar más información sobre ese episodio, tal vez porque es incapaz de hacerlo –*artless*–, tal vez porque sabe que es inútil.

37

«Pequeña oscuridad, tragada de un golpe» (Emily Dickinson).

38

Pero allí, en 1885, tuvo que haber necesariamente muchos días centrados en la cura, la desinfección, días atravesados por el shock y también por la conciencia que su herida provoca en las personas. No sabemos si Edward H. Gibson transfiere entonces ese miedo que no siente al miedo que sabemos que *sí sienten* sus padres y comienza a alimentarse vicariamente de él; sabemos solo que existe esa herida, una herida que tal vez se infecta un poco, y a la que hay que cuidar con atención, y en la oscuridad de la noche, mientras todos duermen, tal vez la recorre con la punta de los dedos, sin saber si aprieta o no demasiado sobre los puntos de sutura, con miedo de hacerla sangrar de nuevo y manchar las sábanas, cosa que seguramente ocurre alguna vez; imaginamos que Edward H. Gibson cierra la puerta de una habitación que no sabemos imaginar, pero que suponemos pobre, y que no describiremos aquí porque la pobreza imaginada –a diferencia de la pobreza real– tiene una peligrosa inclinación al cliché; imaginamos que se encierra en esa pobre habitación y contempla su cicatriz en el espejo, a veces con sorpresa, otras quién sabe con qué sensación, pues no es banal que esa herida se haya producido precisamente en la cara, más exactamente, en el pómulo, debajo del ojo, de forma que no hay manera de mirarse sin ver esa herida que podría haberlo matado.

39

Un rostro diminuto, de mirada fija, clavada en una cicatriz. Una mirada afectiva, pero sin un gramo de sentimentalidad. Qué escena memorable podría hacerse con eso.

40

Tal vez piensa que, puesto que no siente un dolor, debe reemplazarlo con algo, debe sentir *otra cosa*. Necesariamente.

41

O –con todos los recursos mentales de sus siete años– trata de llenar esa ausencia de dolor físico con el miedo abstracto a la muerte. Un miedo a la muerte sin miedo al dolor. Una flor sin aroma.

42

Sea como sea, durante el transcurso del mismo año, y a pesar de las advertencias de sus padres, Edward H. Gibson sigue jugando sin el menor cuidado, lo que provoca un nuevo accidente casi fatal, entendemos (aunque no lo aclara Dearborn), a manos de otro niño y sin intención de por medio, pues habría terminado en causa criminal: el muchacho recibe el impacto de un hacha de tornería, *a lathing-hatchet*, en el hueso parietal, a saber, la parte posterior del cráneo.

43

Según Dearborn, el golpe es tan violento que Edward H. Gibson recorre los cincuenta metros que le separan de su casa con el hacha literalmente clavada en la cabeza. Es su padre quien se la extrae y lo lleva a un cirujano, quien cose la incisión. No siente dolor en ningún momento.

44

Días más tarde, Edward H. Gibson prueba una opresión en la cabeza que describe como dolor –*headache*– a falta de una palabra apropiada, pero totalmente desvinculado de ninguno de los episodios ocurridos, una opresión que –según Dearborn– Edward H. Gibson afirmará sentir también en otras ocasiones de su vida, pero nunca asociada a estímulos externos (golpes, heridas, deshidratación, etc.), sino más bien en momentos aleatorios y completamente imprevisibles, lo que la deja fuera del espectro del «dolor físico», tal y como lo ha descrito al comienzo de su conferencia; a saber, todo lo que se refiere a la sensación que detecta el estímulo desagradable, su naturaleza, su evolución, su intensidad, sus características espaciales.

45

De modo equivalente, Edward H. Gibson tampoco siente en su vida ningún dolor estomacal, *It is essential that it be noted that he has never experienced any visceral pain either*, por lo que nunca es capaz de saber si las comidas le sientan mal o bien. No relaciona la salud o la enfermedad con ningún sabor, ningún alimento.

Podría comer piedras. Simplemente enfermaría de cuando en cuando.

Como consecuencia del accidente, Edward H. Gibson sufre también durante un tiempo de una pérdida parcial de la visión, *blurred vision*. Imaginamos que su madre lo cuida. Que le cuenta cuentos. Suponemos, pero tal vez sea demasiado suponer, que su madre le cuenta entonces el cuento de Juan sin miedo, un relato que seguramente conoce, pues proviene de la tradición oral centroeuropea, de donde ella procede. Sería tan bonito, tan literario, que su madre le contara entonces el cuento de Juan sin miedo. Supongamos que le cuenta ese cuento.

«¿Quién me enseña lo que es miedo? ¿Quién me enseña lo que es miedo?», exclama Juan sin miedo. Y sale de su casa para buscarlo.

¿No se trata acaso de una mera suposición? Podría parecer, pero no; no se trata de una mera suposición, sino de una imagen, una imagen necesaria por decirlo así, pues lo que pensamos nosotros es lo que sin duda debió pensar a su manera infantil Edward H. Gibson en 1885; a saber, que esa carencia implica una búsqueda mágica, una salida, como en el relato de Juan sin miedo o, más exactamente, como en ese relato que los hermanos Grimm rescataron de la tradición oral centroeuropea y cuyo protagonista ni siquiera tiene nombre, pues se titula literalmente: «La historia de uno que hizo un viaje para saber lo que era el miedo». Al igual que ese personaje, también Edward H. Gibson carece de un verdadero nombre, también él sabe que lo que busca está afuera, no en su interior. Pensamos. Necesariamente.

Existe, por otra parte, todo un cúmulo de razones añadidas, razones mágicas que tal vez nos cuesten la credibilidad como narradores objetivos frente a Dearborn, pero que aun así nos aventuramos a incluir aquí, pues lo cierto es que, en esa historia recuperada por los hermanos Grimm, el protagonista sin nombre, digamos Juan, vive dos episodios relacionados con cadáveres con los que es misteriosamente compasivo, como si compartiera con ellos algo de su naturaleza, un grupo de ahorcados en primer lugar, y, en otra ocasión, un cadáver en un castillo. Con todos ellos tiene el mismo impulso: trata de devolverles el calor que han perdido. Para los ahorcados enciende una hoguera, los descuelga y los sienta a su alrededor como títeres; con el cadáver que le llevan para provocarle miedo hace algo más audaz: lo mete en su cama y lo abraza.

51

No tiene lógica que alguien que no siente miedo sea compasivo y, sin embargo, tiene a la vez toda la lógica del mundo (la natural ausencia de empatía de Juan acaba generándola precisamente por los que menos la precisan, los muertos), pero los difuntos no le pagan con la misma moneda:

«Se llevó al muerto a la cama, lo tapó y se echó a un lado. Al poco tiempo empezó a moverse. Entonces dijo el joven:

»–Mira, hermanito, ya te he calentado. Pero el muerto contestó:

»–Ahora voy a estrangularte.»

52

Suponemos que algo semejante le sucede a Edward H. Gibson. Sale de su casa en un viaje mágico para encontrar el dolor y su deseo le confunde: acaba asociándose con la muerte.

53

¿Pues cómo saber si no muere por suerte o por ineficacia? Se le dice al niño: «Si no te cuidas, las consecuencias serán terribles». Entonces el miedo a las consecuencias se vuelve más intolerable que las propias consecuencias.

Todo temor es invocación: El miedo a hacerse daño empieza a confundirse con el deseo de hacerse daño.

Dearborn rechaza la teoría diciendo que no hay ni sombra de sospecha en ese flemático hombre de cincuenta y cuatro años –*there is no suggestion of hysteria, masochism, or of other phenomena*–, pero tiene la ingenuidad de confundir lo que hay con lo que hubo; la ausencia de una patología (en su final) con lo que tal vez fue (en su origen) un conflicto identitario, un simple deseo de ser como los demás.

«¿Quién me enseña lo que es el dolor? ¿Quién me enseña lo que es el dolor?», pensamos que pensó el aún no tan flemático Edward H. Gibson a los siete años.

Y por un buen motivo, a saber, porque es de nuevo un hacha la protagonista del siguiente episodio fatal de Edward H. Gibson a los diez años: *When ten, he chopped his knee badly with a sharp hatchet.* Un hacha a la que tal vez miró fascinado antes de que se hundiera en su rodilla derecha (*the large scar is still plain*).

El paréntesis en la transcripción hace pensar en una pausa dramática. Al referirse a un rasgo verificable, Dearborn seguramente no puede resistir la tentación de pedirle a su paciente que se levante la pernera del pantalón. Vamos a suponer que lo hace.

Ahí la tenemos: la descomunal cicatriz.

«No sintió ningún dolor –dice Dearborn– y el cirujano que le atendió alabó su fantástico coraje. Aunque lo cierto –añade– es que no fue preciso coraje alguno» (*He felt no pain to cry over!*).

Sonrisas.

Nos imaginamos a los presentes inclinándose un poco para ver esa cicatriz. Nos imaginamos que Edward H. Gibson se deja mirar sin mayor drama. Los conoce bien, han estado allí toda su vida, los médicos. Le observan ahora con esa mezcla habitual de atención y distancia, se han quitado los sombreros y en sus frentes se aprecia aún el pelo pegado a la cabeza, miran sumergidos bajo sus lentes.

63

Todo empieza en la mirada, todo vuelve a la mirada. A Edward H. Gibson le recuerdan tal vez otras menos científicas, las de la pequeña ciudad de Pensilvania de su niñez; él pasa cojeando tras haberse clavado el hacha en la rodilla y apenas dobla la esquina, y oye una voz: *freak*.

64

De un día para el otro deja de ser el dulce muchacho de origen bohemio para convertirse en el sospechoso muchacho de origen bohemio. Una semilla habita en él, inadvertida.

65

¿Y su familia? ¿También ellos empiezan a sentir como un oprobio lo que antes vivieron como un secreto? Tal vez no. En aquel tiempo hay en Bohemia una industria muy rentable: se apoderan de niños, les deforman los labios o comprimen el cráneo, los encierran en cajas para impedirles crecer, fuerzan con arneses sus articulaciones para generar muñones, codos o rodillas que se doblan hacia el lado opuesto; son monstruos recaudadores de dinero, pero Pensilvania está lejos de ser Bohemia: en la puritana costa Este a los monstruos se los mira como a castigados de Dios, se sospecha de ellos pecados terribles o deudas ignominiosas de sus padres, se evita su presencia con cortesía, con lástima, con desdén.

66

Cortesía, lástima, desdén.

67

Ah, todo nos viene de los otros; hasta la monstruosidad, hasta la inocencia.

68

No importa entonces que Edward H. Gibson sea bueno como un cervatillo, ni que sea más débil o pequeño que sus compañeros, ni que sea reflexivo o charlatán o haga los deberes o rece por las noches, de nada sirve que se le inculquen las pesadas virtudes eternas: trabajo, familia, honradez; lo que en otros es natural, en él no será más que una coartada para enmascarar la única verdad: que no siente ningún dolor.

69

Imaginamos que Edward H. Gibson se baja de nuevo la pernera del pantalón y el ambiente vuelve a ser respirable. Dearborn cuenta que en esos años su paciente va a la escuela y que su escolarización coincide con una nueva enfermedad, una otitis aguda que persiste hasta la edad adulta –*he still has it in purulent and chronic form*–, un dolor que habría tumbado a cualquiera y que para él resulta tan inexistente que, durante todo el proceso, sigue asistiendo a la escuela con regularidad.

70

La pérdida temporal del oído relacionada con la enfermedad lo aísla incluso un poco más.

Los sonidos se adensan, las miradas se vuelven burlonas.

71

«... Me habló sobre la vergüenza de vencer,
sobre la irrisión de ser vencido» (Diane Ar-
bus).

72

No se lo pregunta Dearborn, nos lo pregunta-
mos nosotros: ¿cómo hace ese niño para no
volverse rencoroso?

73

Tal vez no es rencoroso porque algo lo salva.
Sí, algo lo salva, necesariamente. Vamos a hacer como que algo lo salva.

Y aquí, de nuevo, otra teoría inverificable. Tan inverificable que, para llegar a este párrafo, han sido necesarias cuatro o cinco reescrituras unidas a las correspondientes digresiones sobre qué pudo haber salvado a Edward H. Gibson del rencor, si una persona, alguien cuyo afecto lo ancla a la tierra, o si una cosa, o más que una cosa, una estructura de orden y sentido, pues a eso tiende nuestra mente cuando no quiere dejarse llevar por la angustia, una búsqueda que no conoce el progreso sino solo las mutaciones, y que trata de hallar sentido en otra parte cuando siente que lo ha abandonado donde se encuentra, de modo que esos tránsitos, por así llamarlos, en que saltamos desde una estructura de sentido en la que ya no confiamos a otra en la que no confiamos todavía, se vuelven a la vez los momentos más frágiles y audaces de nuestras vidas, un salto mortal que a veces termina en éxito, una estructura de orden y sentido como la que, sabemos, irrumpe entonces en la vida de Edward H. Gibson: la música.

Alguien le regala un clarinete. Un cumplea-
ños. Una Navidad. Nos dice Dearborn.

Imaginamos que Edward H. Gibson toca al
principio tímidamente, con esa obstinación
que solo conmueve a los padres, pues apren-
der es siempre una obstinación antes que un
placer. Es poco probable que lo haga con par-
tituras de Mozart; considerando su origen y su
clase, lo hace tocando música klezmer, esa
música popular judía que atronaba en las cele-
braciones y las bodas bohemias, interpretada
casi siempre por músicos que apenas sabían
leer una partitura.

Entonces, para Edward H. Gibson, la música
será el equivalente de celebración, de comunidad. Los músicos klezmer son antes que nada
músicos sociales, portadores de la alegría.

78

Elegir la música, elegir ser querido.

79

Pero también algo no tan luminoso, pues si aten-
demos a nuestra experiencia más básica, reco-
nocemos que la música nos hiere de manera no
muy distinta a como nos hieren las cosas. Tal
vez –lo sepa o no– el muchacho Edward H. Gibson piensa sencillamente en el clarinete como
en un canal, una vía mágica para sentir ese dolor
que no siente, acción descrita por primera vez
en Freud como *transferencia*, a saber, la estrate-
gia por la que un sujeto *desplaza* inconsciente-
mente sentimientos y expectativas que no ha
sabido resolver, a sus nuevos vínculos.

80

«... quien tenga ojos para ver y oídos para oír se
convence de que los mortales son incapaces de
guardar ningún secreto. Si la boca calla, entonces murmurará con la punta de los dedos, la

traición se abrirá paso hasta los poros de la piel»
(Freud).

81

Edward H. Gibson traiciona a Edward H. Gibson. Con la punta de los dedos, literalmente.

82

Se nos dirá que cometemos el mismo error que
antes atribuimos pomposamente a Dearborn:
interpretar, por su final, el origen de las cosas,
pero de nuevo nos interesa solo una imagen,
la forma en que se imponen los contrastes en la
vida de Edward H. Gibson y también, de paso,
en las nuestras.

83

¿O acaso no interpretamos lo que somos mi-
diéndolo constantemente por su contrario?
Somos capaces de pensar el frío solo porque
termina el calor, o la tristeza porque acaba la

alegría; entendemos las cosas –más que por lo que son– por lo que *han dejado de ser*, lo que indica no solo la condición esencialmente negativa de nuestro pensamiento, sino también nuestra imposibilidad de pensar sin el contraste.

84

Y eso es exactamente lo que le sucede a Edward H. Gibson, como no tiene con qué contrastarlas, no sabe dónde terminan unas emociones, dónde empiezan las otras.

85

Por eso, tal vez, las boicotea. O qué sino un boicot es el siguiente episodio relatado por Dearborn, aunque él lo denomina –de nuevo– «accidente»; qué sino un boicot que coja un revólver del calibre 22 y se vuele el índice de la mano izquierda, *he shot himself with a .22 hammerless pistol, the bullet passing through the left index*, pero, en esta ocasión, ni siquiera se hace referencia a la falta de intencionalidad, sencillamente se recalca su analgesia, como si no sentir ningún dolor equivaliera a no sentir nada o alguien pudiera seguir creyendo que las heridas de Edward H. Gibson suceden por puro despiste, propio o ajeno.

86

Ah, Dearborn.

87

Resulta más sencillo imaginarlo sin imaginación, reduciéndolo a sus rasgos esenciales, a la falta de ese sentimiento que no se percibe pero del que sí se advierte su ausencia, y entonces mirar de nuevo el revólver, más que como una amenaza, como una puerta, y mirar también de nuevo a ese muchacho que apunta al dedo índice de la mano izquierda.

88

El dedo índice de la mano izquierda, el primero sobre el instrumento y frente al rostro del intérprete, se utiliza en el clarinete para tocar la nota *la*, y también para añadir claridad y afinación a otras notas. Quién sabe hasta qué altura pierde el dedo índice de la mano izquierda Edward H. Gibson; tal vez mantiene la mitad de la falange, lo que al fin y al cabo le permite seguir tocando, aunque sea de esa forma resiliente que lleva a ciertas discapacidades a mutar en malabarismos, como esas personas sin brazos que aprenden a pintar con la boca.

89

El dolor físico nos iguala, nos priva de misterio. Pero esa privación habilita también la voluptuosidad de nuestros sentidos, para los que Edward H. Gibson, al no tener contraste, no tiene referencia. Cuanto más tiempo pasa sin sentir dolor, más se aleja de sentir placer. Necesariamente.

90

«... y de ahí proviene el odio equívoco que experimentamos hacia el monje, al hombre que renuncia a la mujer, al que se niega o no puede ser como nosotros. Nunca le perdonaremos su soledad: nos humilla tanto como nos asquea. Mezcla de santo o de imbécil, nos provoca, intriga y atemoriza» (Emil Cioran, sobre la impotencia de Gogol).

Cortesía, lástima, desdén. Pero también: asco, miedo.

Y sin embargo Dearborn no parece interesado en estas cuestiones. Como si hubiese entrado en una clínica galería de los horrores, sigue recitando «accidentes» en la vida de Edward H. Gibson: un diente muy ulcerado que ni siquiera le impide seguir practicando con el clarinete (once años), una rotura del peroné izquierdo al caer desde una valla de la que ni siquiera se entera (doce años), una neumonía tifoidea que no le produce el más mínimo dolor en el tórax (dieciséis años), o –nuestra favorita– una ocasión en que apoya la mano sobre una estufa al

rojo y lo descubre al oler a carne quemada (die-
ciocho años).

93

*These are examples from his earlier years and oth-
ers might be related equally evidential and strik-
ing*, dice Dearborn. De modo que Edward H. Gibson debió contarle otros muchos «accidentes»:
roturas de huesos, quemaduras, caídas, golpes.

94

La piel de Edward H. Gibson como mapa secreto, como superficie consciente. Puede que la
piel de Edward H. Gibson no sienta nada, pero
desde luego recuerda. Así amaba el capitán
Ahab la superficie cubierta de arpones y cicatrices de su ballena blanca. Su piel-memoria.

95

Y entonces, en medio de toda esa retahíla de
calamidades, un episodio al que Dearborn no

da mayor importancia, pero que concentra un sentido: *He broke his nose by banging it on a piano at twenty-six in a fit of anger. No pain at any time was experienced.*

96

Imaginamos a Edward H. Gibson con veintiséis años, sentado frente al piano. Dearborn no da información sobre el origen de ese ataque de ira. Tampoco es necesario; está furioso por las mismas razones que cualquier joven; le han roto el corazón, le han prohibido algo, un reproche injusto. La tentación vertiginosa de hacerse daño se convierte de pronto en tentación suicida. La ira es como el melodioso canto de las sirenas; de pronto se abandona y comienza a golpearse contra las teclas, pero, a diferencia de los otros jóvenes, ningún dolor le advierte de que ya es suficiente. No es banal tampoco que elija un piano para destrozarse la cara: necesita el sonido, algo que marque el compás.

Pom. Pom. Pom. Pom.

Cuando por fin se detiene (¿lo rescatan de nuevo? ¿Se cansa, sencillamente, de no sentir nada?), la nariz no es más que un apósito sangriento.

Fantasía del sufriente: morir, borrar el propio rostro.

Imaginamos que a diferencia de otras veces, en esta ocasión, Edward H. Gibson evita los espejos.

Pocos meses más tarde, se alista en la Armada de los Estados Unidos.

gún momento antes de 1917 o de otro modo habría participado en el final de la Primera Guerra Mundial, cosa que sabemos que no ocurre. Qué hace a continuación, lo desconocemos. Tal vez regresa a Pensilvania, o se queda en Washington o va a Nueva York, donde sabemos que sobrevive con pequeños oficios. Es chófer, muchacho de los recados. Bien mirada, la vida de Edward H. Gibson es un gran vacío de información punteado por pequeños episodios en los que debió sentir dolor y, sin embargo, no sintió nada. Un vacío dentro de un vacío.

106

No sabemos tampoco qué le fascina, qué le indigna, si le deslumbra el primer vuelo en avión, si pasea del brazo con alguna muchacha por la bahía del Hudson, si mira con asombro el puente de Brooklyn; no sabemos si es elegante o desaliñado, si piensa en la muerte o si piensa en los muertos, si finge dolor para ser como cualquiera o, si por el contrario, siente un orgullo secreto en no serlo. No sabemos nada, solo sabemos que no siente ningún dolor.

Sabemos, eso sí, una escena, o mejor, el corazón de una escena a la que han borrado sus
circunstancias y motivaciones, pero cuya existencia es clave para la vida de Edward H. Gibson. La relata Dearborn con ese estilo punteado de ironías, diciendo que en algún tipo de
reunión Edward H. Gibson comenzó a clavarse
una navaja detrás de la uña, o mejor, a «abrirse
un agujero», a *big hole*.

Con qué intención alguien que no siente ningún dolor se abre un agujero detrás de la uña
en una reunión no deja de ser un misterio,
pero puede reducirse a dos opciones: burlarse
o agredir. En la primera uno es esencialmente
un payaso, un payaso un tanto delirante, pero
un payaso al fin y al cabo; en la segunda, un
resentido que trata de acabar con una paz que
le molesta.

De modo que, como dice ese himno del rock, no siempre se consigue lo que se quiere, pero a veces se consigue lo que se necesita, lo que acaba resultando literal en el caso de Edward H. Gibson, si no en la vida, al menos en esa reunión: uno de los presentes se dedica al mundo del espectáculo y le sugiere que capitalice ese talento en un *vaudeville*. Nos imaginamos entonces que Edward H. Gibson sonríe, como el negro que comprende que puede apropiarse de la palabra con que le han insultado toda la vida (*nigger*) y convertirla en su orgullo.

110

¿Fue así de sencillo? Es posible que no. Es seguro que no.

111

Cortesía, lástima, desdén. Pero también: asco, miedo. Pero también: fascinación, identidad.

Y cuando Dearborn dice *vaudeville*, todos los presentes de la New York Academy of Medicine saben bien a lo que se refiere, pero no tanto nosotros, pues como siempre el primer impulso de la imaginación está lleno de lugares comunes; vislumbramos un mundo de saltimbanquis, lanzadores de cuchillos, enanos, bailarinas, osos amaestrados, siameses, y aunque eso es exactamente el *vaudeville* a finales del siglo XIX, está lejos de serlo solo unas décadas más tarde, en 1920; una simple diferencia de años vuelve equívoca la ecuación y, a pesar de que sigue lleno de saltimbanquis, lanzadores de cuchillos, osos, enanos y bailarinas, ahora están –ahí la diferencia– *degradados*, los siameses son unos simples gemelos con una camisa compartida, el oso no tiene garras, todo es semirreal o semifalso, el hermafrodita auténtico sale a escena junto al falso hombre elefante.

Lo intuimos nosotros, lo sabían ellos: el *vaudeville* es órdago y parodia. En su decadencia, el *vaudeville* alcanza su plenitud; las mentiras se vuelven más ciertas que la verdad; los sentimientos más importantes que los hechos.

114

¿Qué busca entonces la gente en ese mundo que sabe que es mentira? *La emoción.* ¿Son cínicos entonces? No, no son cínicos, son otra cosa. Igual que nosotros: no somos cínicos, somos otra cosa.

115

En realidad se parecen más a niños, niños un poco aburridos o sobreestimulados, demasiado cuerdos, demasiado adultos, pero aún inquietantemente niños.

116

De modo que Edward H. Gibson siente como si lo empujaran hacia un acantilado; más aún, como si él mismo favoreciera ese empujón y lo que había pensado toda su vida como una carencia resultara algo íntimo, el contenido mismo de su ser. Y entonces se abandona, acepta convertirse en *freak*.

117

Dearborn no relata cómo es ese momento. Dearborn, el rastreador de momentos en los que Edward H. Gibson debió de sentir dolor y sin embargo no sintió nada, pasa por alto el día en que traslada sus cosas y se instala, catre por catre, junto al hombre más alto de América, la mujer barbuda, todos esos hermanos y hermanas, pues qué sino hermanos y hermanas son esos proscritos de la ortodoxia con sus jorobas falsas o verdaderas, sus tatuajes y su hidrocefalia. Y entonces, justo cuando elige ser un *freak*, se siente normal.

118

Cómo puede ser que huir de las cosas sea acercarse a ellas.

Sabemos también, gracias a la morbosidad de Dearborn, cómo es el número que representa: «Durante diecinueve meses y dos veces al día; por las tardes a las ocho y en las sesiones matinales a las dos, Edward H. Gibson salía en bóxers y pedía a alguna persona del público que subiera al escenario y le clavara alfileres en cualquier parte del cuerpo a excepción del abdomen y las ingles. Con frecuencia se introducía cincuenta o sesenta alfileres hasta la cabeza en una actuación. Luego se los sacaba en presencia del público».

120

Cincuenta o sesenta alfileres. Hasta la cabeza.

121

Sabemos también su nombre artístico: Edward H. Gibson, *The Human Pincushion* (El alfiletero humano). No sabemos si lo elige él mismo.

122

Su decisión –nos dice Dearborn– estaba lejos de ser suicida. Era cuidadoso y esterilizaba los alfileres a conciencia. *Owing to his consistent caution in being sure invariably that the pins were perfectly sterilized, he never had an infection of any account.*

123

Un alfiletero es una instancia neutra. Un lugar, más que un objeto, algo que habilita la entrada de una forma puntiaguda. Es blando. No tiene una forma definida o su forma es simplemente redonda. Su función es contener (pinchándolo) algo diminuto que de otra forma se perdería. Su función es preservar.

124

Pero ahí está Edward H. Gibson, en calzoncillos. Imaginamos esas sesiones sin demasiado esfuerzo, las primeras torpes, luego cada vez más funcionales; el presentador haciendo los honores, las agujas como un personaje más, cuidadosamente iluminadas sobre un pequeño cojín, el presentador explicando cómo será el procedimiento con retórica circense, un voluntario que comprueba que las agujas son reales y se pincha un dedo; los ceños que empiezan a fruncirse, las damas que se inquietan, el redoble de tambor, el narrador que da la entrada a Edward H. Gibson.

125

Así nos lo ha enseñado siempre el *vaudeville*: es necesario que el episodio ocurra *dos veces*, la primera en el relato maravilloso, la segunda en el decepcionante mundo real.

126

No tan decepcionante aquí: Edward H. Gibson elige con su mirada a la persona que le clavará los alfileres, lo que pone a los presentes en la tensión del verdugo. A continuación, la señala. ¿Elige a la más sádica, a la más temerosa? ¿Elige preferentemente a mujeres, a

niños, a varones pomposos, a muchachos vio-
lentos?

127

Imaginamos el eterno juego de la seducción.
La mirada de Edward H. Gibson. Los corazo-
nes de los presentes: «Que me elija. Que no me
elija».

128

La impericia de los voluntarios los lleva necesariamente a clavar los alfileres no pocas veces
donde no corresponde, un hueso o una articu-
lación interrumpe la entrada con el consi-
guiente grito de horror y excitación del público; una impericia, por otra parte, seguramente
buscada, pues forma parte del encanto del
show. El desequilibrio insalvable entre Edward H. Gibson y su público: alguien incapaz
de sentir dolor, un público incapaz de no sentirlo.

129

Sabemos, también, lo que gana el público: una emoción real. No está tan claro lo que gana Edward H. Gibson.

130

O tal vez sí. Podemos intuirlo. Eso es al menos lo que hacemos aquí, y no precisamente con lo primero que se nos ocurre. Hemos dejado que se filtrara esa pregunta durante más de una semana, la hemos olvidado y vuelto a recordar, hemos viajado y regresado de Buenos Aires a Bruselas, hemos cocinado un arroz con pollo y hecho dormir a una bebé, a cada rato nos hemos preguntado qué ganaba Edward H. Gibson en cada uno de esos shows, y aunque lo cierto es que no hemos llegado a una conclusión muy clara, la escena ha ido perfilándose cada vez más, llenándose de detalles, y de nuevo hemos pensado que se apoderaba de nosotros una imagen necesaria, como cuando sentimos que podemos ver a la persona que amamos no tanto cuando la amamos como cuando parece una cosa, esos segundos del amanecer en que el rostro dormido se vuelve dulce e imperfecto y descubrimos que su centro no está, como creíamos, en la boca sino en la nariz, y entonces parece darse la vuelta y observarnos, eso es lo que entendemos de pronto, que todo es una cuestión de perspectiva, y que ese show no solo le ha proporcionado a Edward H. Gibson una forma de ganarse la vida, sino también un lugar privilegiado, una tarima para observar a los humanos. Pensamos. Necesariamente.

131

Y es que hasta ese punto, Edward H. Gibson se ha ocupado solo de sí mismo, de su propia supervivencia, cada vez que ocurría un «accidente» y él no sentía dolor, estaba demasiado preocupado en ocultarse y desaparecer, pero ahora que se ha subido a una tarima tiene el privilegio de ver sin ser visto.

132

Ahora descubre lo distinta que es la mirada morbosa de la sádica, lo mucho que difiere la compasión de la extrañeza, el espanto de la indulgencia, el temor del asombro, pues todo lo relacionado con el dolor parece plagado de una energía insondable, cada una de esas emociones se produce ahora de una manera mágica. Los distintos «colores» del dolor. Eso es lo que descubre ahora Edward H. Gibson.

133

Sabemos que Edward H. Gibson hace ese descubrimiento. Sabemos que es un tesoro para él. No sabemos cómo le transforma.

134

Sabemos, por ejemplo, cómo transformó ese tesoro a la joven filósofa Simone Weil cuando se impuso a sí misma la obligación de abandonar la enseñanza y trabajar como una obrera en la fábrica Renault entre 1935 y 1936 para tener una experiencia directa del trabajo manual. Vamos a revisar lo que aprendió Simone Weil.

«Hasta entonces, no había tenido experiencia de la desdicha, salvo de la mía, que, por ser mía, me parecía de escasa importancia y que no era, por otra parte, sino una desdicha a medias, puesto que era biológica y no social. Sabía muy bien que había mucha desdicha en el mundo, estaba obsesionada con ella, pero nunca la había constatado mediante un contacto prolongado. Estando en la fábrica confundida a los ojos de todos, incluso a mis propios ojos, con la masa anónima, la desdicha de los otros entró en mi carne y en mi alma. Lo que allí sufrí me marcó de tal forma que, todavía hoy, cuando un ser humano me habla sin brutalidad, no puedo evitar la sensación de que hay un error» (Simone Weil).

Pero esa experiencia de la desdicha contiene para Simone Weil también un descubrimiento fascinante, pues si se sostiene la mirada, se acaba por tocar algo que ya no es la desdicha pero que tampoco es la alegría, y que sin embargo es la esencia intrínseca, no sensible y

común a la alegría y al sufrimiento, a saber
–según Simone Weil–: la compasión por lo humano, el amor mismo de Dios.

137

El «don de la desdicha». Se atreve a decir en un
arranque de audacia.

138

Imaginamos entonces –aunque Dearborn evita el tema con prudencia sospechosa– que tras
diecinueve meses contemplando todos esos
rostros mientras se clava a diario entre cincuenta y sesenta alfileres en sesión doble, Edward H. Gibson experimenta algo parecido a lo
que le ocurrió a Simone Weil. Comprende, sin
sentirlo, el miedo al dolor de esas personas, lo
que no es más que una variante de su fascinación por el dolor; entiende cómo necesitan el
dolor y hasta qué punto no serían nadie sin su
ayuda, siente por fin cómo lo precisan para po-
blar la tierra, para conocer y desconocer el
amor, para estar, sencillamente, sentados

unos junto a otros bajo esa carpa, para entablar guerras y meterse en la cama por las noches, para sentir alivio y paciencia, para escribir un poema, para desvincularse.

139

Y entiende tal vez que ningún dolor nace así como así, que todo dolor viene de otro dolor que nació de otro dolor, que todos esos dolores componen un gran mosaico, o mejor, una calzada, en la que todas esas piedras se han ido encastrando cuidadosamente unas en otras, de tal modo que se alarga y se extiende y se impone sobre la tierra y marca en ella una dirección, y por eso, cada dolor es menos dolor y más sentido, más luminoso, cada dolor que se impone es más destino, cada dolor es más humano y más conquistado, y tal vez menos áspero, y que eso es así para todos menos para él.

140

Imaginamos que esa sensación se repite durante muchos días, hasta que algo la hace saturar en una ocurrencia delirante: crucificarse en público.

141

No sabemos cómo irrumpe la idea de Jesús crucificado en la imaginación de Edward H. Gibson. Solo sabemos que sucede.

142

Se nos ocurren, como siempre, algunas opciones verosímiles; tras alguna de esas sesiones alguien menciona a Cristo o habla del dolor que sintió Cristo en la cruz, se hace una analogía entre la crucifixión y el espectáculo de Edward H. Gibson, como si el segundo fuera una caricatura grotesca del primero, y ese comentario, o la propia imaginación de Edward H. Gibson, le hace establecer entre Cristo y él una especie de conjunción, no tanto porque caiga en un delirio mesiánico, sino porque –imaginamos– le invade la sensación de que algo sucederá si se pone en esa misma instancia, algo transformador, como tal vez el propio Jesús pensó que ocurriría algo transformador si se ponía en la instancia de la cruz, lo que resultó ser literalmente cierto.

143

Tal vez desea crucificarse para demostrar lo contrario: que no pasa nada.

144

Qué hay, además, en esa imagen de un crucificado que nos conmueve a pesar de ser, en esencia, una imagen humillante, cómo es que la hemos idealizado hasta ese punto, y no hablamos de los rasgos inevitables de un cuerpo cosido a un tablón, oliendo a cloaca, reventado y sin dignidad, sino de esa imagen estática, llena de fuerza, a la que no nos cansamos de mirar allá arriba, joven e intratable como la belleza, de modo que pensamos que si alguien supiera lo que pasa en esa cabeza lo sabría todo, y recorremos su desnudez con una especie de inocencia fascinada.

145

¿Es así como piensa en el crucificado Edward H. Gibson? Puede ser.

146

Aunque con no menos lógica podría ser, de nuevo, su opuesto. Tal vez Edward H. Gibson piensa en el crucificado como lo hizo Fiódor Dostoievski el 12 de agosto de 1867 cuando de camino a Ginebra realizó una pequeña parada en Basilea para visitar el museo de la ciudad y se topó con un lienzo pintado en 1521 por Hans Holbein, un lienzo titulado *Cristo muerto,* de dos metros de largo y solo treinta centímetros de ancho en el que se representa a Cristo yaciente con un realismo y una crudeza frontales: un hombre sencillamente muerto, atrofiado por los primeros síntomas de la rigidez, con la mandíbula retraída y dura, para el que, según la tradición, Hans Holbein había utilizado como modelo el cadáver de un mendigo ahogado en el Rin.

«El cuadro provocó una gran impresión a Fiódor Mijáilovich y lo dejó abatido, pero yo no
pude resistirlo y pasé a otra sala. Cuando re-
gresé a los veinte minutos, me lo encontré todavía frente al cuadro, como si estuviese enca-
denado. En su cara llena de temor leí la misma
expresión que se le ponía cuando se acercaba
una crisis epiléptica. Entonces lo tomé delica-
damente por el brazo, lo alejé de la sala y le
obligué a sentarse en una banqueta, esperan-
do una crisis que por fortuna no llegó. Fiódor
se calmó un poco; pero, al salir del museo, in-
sistió en ver el cuadro una vez más. Volvimos»
(Anna Grigórievna).

148

Tal vez Edward H. Gibson ve en la imagen de
Cristo crucificado eso que creyó ver Dostoievski en el cuadro de Holbein, una concentración
de la muerte sin esperanza, o más concreta-
mente, de esa desesperanza particular en la
que a veces caen quienes han sido educados
en el cristianismo pero luego pierden la fe, lo

que les hace conservar el concepto del pecado pero sin la creencia en una redención posible, un atolladero que envenena el pensamiento y paraliza la acción, o que, en el mejor de los casos, arrastra a la conciencia hacia una compasión sin referente, como la que empleó el propio Dostoievski años más tarde para crear al príncipe Myshkin, protagonista de *El idiota*, un hombre de buen corazón que enloquece en su afán de comprenderlo y perdonarlo todo.

149

Tal vez por eso, en el capítulo cuarto de la segunda parte de *El idiota*, Dostoievski pone al príncipe Myshkin en casa del comerciante Rogozhin frente a una copia del cuadro de Holbein y asegura que basta la contemplación de ese cuadro para hacer perder la fe a una persona. La contemplación de un sufriente sin propósito, es decir, de *nuestro sufrimiento sin propósito*.

150

Quizá es eso lo que desea de pronto Edward H. Gibson: un show en el que alguien se deja crucificar sin propósito, sin redención posible, como un idiota.

151

Sea como sea, sabemos solo lo que nos dice Dearborn: que Edward H. Gibson encargó fundir cuatro grandes clavos dorados y construir una cruz de madera con intención de clavarse en ella en algún momento cercano al verano de 1923. Y también que ofreció la suma de cinco mil dólares a cualquier persona que pudiera detectar el menor signo de dolor en su rostro cuando se le crucificara.

152

No es fácil saber qué pensar de esos clavos dorados tan inevitablemente *kitsch* ni de la fanfarronada de los cinco mil dólares, desconocemos si son ocurrencias del propio Edward H.

Gibson o del promotor del *vaudeville*, quien seguramente está más interesado en sacar rédito al espectáculo que en los motivos –disparatados o no– que lo llevan a crucificarse.

153

Imaginamos las grandes tipografías que anuncian la crucifixión, algún grabado en el que se ve al propio Edward H. Gibson frente a una multitud arrebatada, tal vez las bocas abiertas, como en esas ilustraciones diseñadas para llamar la atención y en las que siempre aparece algún diablo o ángel con gesto sardónico, pues lo importante no es tanto anunciar lo que veremos como la maravilla que producirá en nosotros.

154

Aparte, qué clase de espanto pretendemos ver en la tortura de alguien, qué clase de conocimiento o emoción pretendemos lograr incluso cuando sabemos que no siente ningún dolor, no lo tenemos claro, solo sabemos que algo nos arrastra hacia allí y que la vergüenza que

nos habría producido en soledad queda ate-
nuada por la concurrencia de otras personas.

155

No sabemos tampoco hasta qué punto es un
éxito la convocatoria. Dearborn se limita a decir que finalmente llega el día, y que bajo la
carpa se erige finamente la cruz, y que no falta
quien pague su entrada, quizá con la esperanza de ver un gesto de dolor en el rostro de Edward H. Gibson y cobrar así los cinco mil dólares. Imaginamos toda la parafernalia del
vaudeville en su máxima expresión, el relato
circense, la presentación de los clavos dorados, tal vez incluso alguien vestido de romano,
pues al fin y al cabo la excitación constriñe
tanto nuestra fantasía que necesitamos ver lo
que sabemos que vamos a ver. Verlo en grande. Verlo dos veces. Subrayado.

156

Y entonces, Edward H. Gibson, como un Cristo
menor con calzoncillos nuevos.

Resulta tan fácil burlarse, no nos burlaremos aquí.

Más aún, nos gustaría conocer algún gesto definitivo que restaure toda la humanidad de Edward H. Gibson, tal y como hizo George Orwell cuando en 1928 asistió a una ejecución por ahorcamiento en Birmania y vio salir a un hindú, delgado e inofensivo, con la cabeza afeitada y un bigote absurdamente grande custodiado por seis carceleros, dos de ellos con rifle, que lo llevaban atado con una cadena a sus cinturones.

«Caminaba desgarbadamente al llevar los brazos atados, pero muy decidido, con ese balanceo de los hindúes, que nunca enderezan las rodillas. A cada paso se agitaban sus músculos, los pelos de su rostro se movían arriba y abajo, y sus pies dejaban huellas en la tierra húmeda. En un momento dado, a pesar de que los guardias lo sujetaban por los hombros, se echó levemente a un lado para evitar un pequeño charco del camino. Es curioso, pero hasta ese instante yo no había comprendido lo que significa matar a un hombre sano y consciente. Cuando vi al prisionero echarse a un lado para evitar el charquito comprendí el misterio, el indescriptible error de acabar con una vida humana en todo su vigor» (George Orwell).

160

Conocemos lo más increíble de todo, aquello que nadie habría podido prever, porque eso sí se encarga de describirlo Dearborn: a saber, que cuando hunden el primer clavo dorado en la palma de la mano izquierda de Edward H. Gibson, *the sear of the spike through his hand is plain enough*, una mujer allí presente muere de un colapso y se cancela el espectáculo en el acto, *the rest of the ill-advised test was called off, very properly we may be sure.*

161

Cuando Edward H. Gibson trata de representar su propia muerte, de convertirla en *show*, una mujer muere en su lugar.

162

Tenemos dos opciones para imaginar el desconcierto: el cliché o el realismo, una gran conmoción, gritos de espanto o, mejor, lo que comúnmente sucede cuando muere de verdad alguien en público, ese horror silencioso al que sigue un nerviosismo que no pocas veces acaba en humor, no tanto por insensibilidad como por exceso de sensibilidad: «Algunos se rieron, aunque nadie parecía seguro del motivo» (George Orwell).

163

Sea como sea, lo importante ocurre luego, cuando sacan el cuerpo de la mujer y a continuación el clavo dorado, y más tarde cauterizan la herida de la mano izquierda de Edward

H. Gibson, y –suponemos– se devuelve el dinero al público que acudió con la esperanza de ver la representación de una muerte y acabó viendo, contra todo pronóstico, una muerte real, lo que seguramente sucede, si no esa misma noche, poco tiempo después, cuando Edward H. Gibson siente la presencia de esa mujer que ha sustituido su gesto falso por uno verdadero.

164

Y podemos imaginar también que, lejos de menguar, esa imagen crece, y que Edward H. Gibson se aferra a ella, del mismo modo en que Elias Canetti decidió colgar en su cuarto *La crucifixión* de Grünewald en un momento de escándalo ante su propia insensibilidad frente a la muerte de millones de judíos. «He colgado un cuadro de Grünewald en mi habitación, porque mi dolor no ha encontrado aún su sonido» (Elias Canetti).

165

Imaginamos que Edward H. Gibson se apropia de la imagen de esa mujer más o menos como Elias Canetti se apropió de la crucifixión de Grünewald: *ella* es el sonido, *ella* es la que le dice su dolor. Necesariamente.

166

Cuenta también Dearborn que, pese a todo, Edward H. Gibson sigue realizando el *show* durante todavía algunos meses, clavándose entre cincuenta y sesenta alfileres hasta la cabeza en sesión doble cada vez con menos convencimiento, hasta que al fin desiste. Nadie puede repetir indefinidamente un gesto en el que ya no cree.

167

¿Es eso entonces un final o un principio? Solo sabemos lo que añade Dearborn: que Edward H. Gibson cambia completamente de vida, que pasa entonces de crucificarse en un escenario a trabajar en la minúscula boletería de un teatro. *He is now just an average man, a ticket man in a theater.*

168

Pero insistimos, ¿es eso un final o un principio? Porque nuestra mirada está demasiado acostumbrada a buscar finales donde no corresponde, en los momentos cúlmenes, en las epifanías, situaciones que –más que una conclusión– concentran un prejuicio o un simple deseo de epatar, y tan es así que, cuando nos cruzamos por primera vez con la historia de Edward H. Gibson, fantaseamos con el episodio de la crucifixión para el final de este libro: el *freak* insensible y colmado de misantropía que se hace crucificar, la mujer que muere, un cierre tan emotivo que escribimos entusiasmados en el margen del libro: *aquí lo tienes*, aunque sin saber exactamente qué era lo que teníamos.

169

Todos los finales epatantes tienen la cualidad
indiscutible de un choque de platillos: atur-
den, dan la sensación de que no hay nada que
añadir. Justo lo opuesto de la vida; que rara
vez aturde, que siempre tiene algo que añadir.

170

O, por decirlo de otro modo, bastaría sumar
aquí la sencilla dimensión del tiempo. Los
amantes se besan y es una escena amorosa;
unos segundos más y uno de ellos tose, ya
es una escena cómica; unos segundos más y
uno de ellos sonríe, ya es una escena emoti-
va; unos segundos más y uno de ellos no res-
ponde, ya es una escena rencorosa. Todas verdaderas.

171

La pregunta, por tanto, es qué ocurre un segundo más tarde, dónde situar el final de la
historia de Edward H. Gibson cuando sabemos

que los finales no existen, ni en esta historia ni en ninguna, que elegimos aleatoriamente un punto y a eso lo llamamos «final».

172

Más aún cuando solo vemos lo que queremos ver, una cerrazón habitual de la que en este caso nos cura Dearborn oponiendo un relato científico a nuestro relato literario. Dearborn, quien en su conferencia olvida a partir de ese punto la deriva biográfica de Edward H. Gibson, para centrarse en su carácter.

173

Y lo que detalla Dearborn es que Edward H. Gibson adquiere a partir de entonces una brutal capacidad para la concentración. *The patient claims that he «concentrates away from what is going on» and says he can «concentrate on anything» indiscriminately, with equal success,* esa capacidad para la concentración evasiva y estática de Edward H. Gibson que al principio nos pareció un detalle sin importan-

cia de pronto cobra cada vez más peso a partir
de ese detalle.

174

Edward H. Gibson no precisa que el objeto de
su atención sea extraordinario, le basta cualquier objeto para abstraerse: un atardecer, la
punta quebrada de un lápiz, el ala de un insec-
to, la barbilla de una niña, el parpadeo fugaz
de un gato, la descomunal mole de los andamios del Chrysler Building entonces en cons-
trucción, la herrumbre de la base de uno de
esos andamios, la mancha blanca en el centro
de esa herrumbre, el brillo del sol de las cuatro de la tarde sobre esa mancha blanca.

175

Imaginamos que Edward H. Gibson se concentra en esas cosas, pero sin buscar nada, solo
para sumergirse en ellas. Una concentración
superficial y abisal al mismo tiempo.

176

Hermanados por la misma mirada: el santo y el idiota.

177

Tal vez –no lo explica Dearborn– es precisamente el interior de la boletería el que le ayuda a desarrollar esa cualidad; tal vez en los tiempos muertos entre sesión y sesión, cuando la boletería se queda inactiva, Edward H. Gibson adquiere la costumbre de clavar la mirada en el fajo de entradas dispuesta para cada sesión, en la caja con las monedas para el cambio, distribuidas en centavos y cuartos de dólar rigurosamente ordenados, en la sonrisa de George Washington mirando desde el billete de dólar, en su ceja izquierda, levísimamente alzada, quién sabe si sardónica o provocativa, en la pupila de su ojo izquierdo.

178

Al fin y al cabo, qué es una boletería. Una cápsula, una nave.

179

Pero también: una celda.

180

Pero también: una piel.

181

Pero también: una tumba.

182

Imaginamos entonces que Edward H. Gibson se encierra en esa boletería como se encierra en su jaula el protagonista de *Un artista del hambre* de Kafka, alguien decidido a hacer un acto extraordinario, a ayunar durante meses frente a la mirada asombrada del mundo, hasta que el mundo paulatinamente comienza a olvidarse de él, y su ayuno empieza a jibarizarlo, y los hermosos carteles con los que al principio se anunció el tamaño de su proeza se van volviendo cada vez más sucios e ilegibles, hasta que alguien los arranca y a nadie se le ocurre sustituirlos.

183

«Pasaron muchos días y también esto llegó a su fin. Un vigilante reparó en la jaula y preguntó a los criados, hasta que uno de ellos se acordó del artista del hambre. Removieron la paja con unas varas y encontraron en ella al artista. "¿Todavía ayunas? –preguntó el vigilante– ¿Cuándo piensas dejarlo definitivamente?"» (Kafka).

184

Y no menos en algo en lo que resulta inevitable pensar, a saber, la repetición. Pues en el interior de esa boletería, Edward H. Gibson se condena a repetir el mismo gesto una y otra vez. Un gesto minúsculo, pero de una precisión ceremoniosa: recoger el dinero, devolver el cambio, arrancar el billete por la línea punteada.

185

Recoger el dinero, devolver el cambio, arrancar el billete por la línea punteada.

186

Pensamos que Edward H. Gibson se ata a la repetición de ese gesto del mismo modo en que algunas mujeres se atan a la costura o algunos monjes al recitado maniático de un verso, como una forma de salir del mundo concentrándolo en un solo punto que se hace cada vez más difuso hasta volverse ilegible.

187

La boletería se convierte, más que en una reclusión, en un ingreso.

¿Muere entonces Edward H. Gibson? ¿Es la muerte entonces esa minúscula boletería? Puede ser.

189

Habrá quien piense que todo esto no es más que una bajeza de escritor, una tomadura de pelo, más aún cuando en todo este tiempo no hemos hecho más que ufanarnos como el contrapunto realista frente a Dearborn, pero lo cierto es que se trata aquí de algo más que una imagen, algo más que una seguridad; se trata del convencimiento de que Edward H. Gibson sale del tiempo en el interior de esa boletería como se sale cuando recordamos la desdicha pero sin sentirla ya, de modo que el recuerdo, la vida, parece una emoción purificada. Eso es lo que pensamos que le ocurre a Edward H. Gibson.

Imaginamos que mira a las personas cruzar en la calle frente a él como la célebre pantera del poema de Rilke en su destierro del zoo: «Su mirada está del paso de las barras / tan cansada, que ya nada retiene. / Es como si mil barras hubiera / y tras ellas ningún mundo».

191

Esas personas que flotan, sostenidas sobre la acera, como si una corriente las transportara sin esfuerzo y sin lástima.

192

Imaginamos algo más todavía, a saber, que es precisamente el tiempo el que se convierte entonces en el protagonista de la existencia de Edward H. Gibson, tal y como se dice a veces que ocurre en los relatos de fantasmas, un tiempo desquiciado y salido del eje, que precisamente por no poder abandonarse, queda de pronto aislado, sin conexión con los otros tiempos, lo que provoca un lugar sagrado en que el cansancio deja de sentirse, o mejor dicho, en el que deja de tener sentido seguir hablando de cansancio.

193

Y entonces Edward H. Gibson deja de preguntarse también si su incapacidad para sentir dolor es una virtud o una condena, sobre la mesita de la boletería clava la mirada en una sombra fija, y permanece al principio durante minutos, luego durante días, luego siglos, milenios, a ratos Edward H. Gibson siente la tentación de gritar y hasta cree hacerlo, le parece que el grito sale o se produce en su interior, le parece haber gritado ya, antes de pensar en gritar, que el tiempo ha fluido en realidad a la inversa y que el grito ha quedado en el interior de esa boletería, inmóvil y mudo, como el resto de las cosas, pero, luego, ni el grito ni la risa reverberan realmente y esa sensación a ratos se confunde con la del dolor físico que le ha sido vedado, y hasta imagina que recupera esa sensación, o la reconquista, que ha accedido a su verdadera naturaleza a través de una especie de resquicio, de puerta trasera, y ahora puede sentir ese dolor que los demás sienten, inmovilizar el mundo en un solo punto, y quemarlo hasta volverlo incandescente, y conectarse con él, como en un canal de parto, un anclaje sustituible por otro anclaje, una emoción sustituible por otra emoción.

194

Es entonces cuando hace irrupción en la vida de Edward H. Gibson el doctor George Van Ness Dearborn con su barbilla retraída y sus lentes redondos, cuando lo lleva a su consulta con algún pretexto que desconocemos y siente el abismo de la especie frente a esa anomalía de la naturaleza, como quien ha pescado un pez abisal gracias a un golpe de suerte.

195

No sabemos lo que siente Edward H. Gibson al ver al doctor Dearborn, ni qué le impulsa a contestar a sus preguntas, solo sabemos que lo hace con amabilidad y que, junto al cuestionario habitual, Dearborn le clava un punzón, lo somete a algún shock eléctrico, pruebas ante las que Edward H. Gibson no pestañea, pero que generan en Dearborn una tozudez especial, algo parecido a la obstinación. Luego, un día, le pide su consentimiento para presentarlo a la comunidad científica, a lo que Edward H. Gibson accede.

196

Nos imaginamos a los médicos en la sala de la New York Academy of Medicine, apoyándose en el respaldo de las sillas, con esa dignidad y atención de quien llega al diagnóstico.

197

«Podemos considerar fácilmente conjeturas neurológicas de diversa índole –dice Dearborn–, pero ninguna puede demostrarse. Dudo que alguien pueda ir más lejos que postular algún tipo de defecto estructural congénito en el mecanismo central del dolor. El gris espinal, el *Tisciculus proprius*, el *lemniscus espinal*, la zona central talámica, la proyección somestésica a la corteza, y todo el resto de la maquinaria ya descrita, son demasiado poco concluyentes como para constituir una conjetura aceptable. Además, ninguno de los fenómenos descritos por los psicopatólogos, Schilder, por ejemplo, puede aplicarse al caso, como también resultan insatisfactorias las hipótesis quimiofisiológicas (las "inhibiciones vasomotoras" de Di Gaspero o las "alteraciones moleculares" de Blum)», dice Dearborn.

198

Un largo parlamento para explicar todo lo que Edward H. Gibson *no es*. Para explicar que no sabe nada.

199

Hay constancia de que Dearborn reduce también el tiempo de su intervención para abrir un debate con los médicos asistentes, *some of you may be better guessers or imaginers than I am; or maybe have unpublished pathologic data, or both.*

200

No ha quedado ningún registro de esos comentarios, si es que los hubo.

201

Edward H. Gibson se limita a estar allí, inmóvil, frente a la mirada de todos. Tal vez habla, pero no dice nada relevante.

Agradecimientos

La primera vez que me crucé con la historia de Edward H. Gibson fue en *The Culture of Pain*, de David Morris, todo un clásico de la analgesia. Derivado de aquel hallazgo, este librito se ha beneficiado también de tres maravillosos lectores: Modesto Calderón, Mercedes Halfon y sobre todo Carmen M. Cáceres, que lo revisó de arriba abajo en diferentes versiones. Isabel Obiols lo afinó más todavía y Silvia Sesé me regaló el título cuando estábamos ya con un pie en el estribo.

Por si fuera poco, pude acabarlo mirando al mar, en la luminosa Casa Sanià, gracias a la generosidad de la Fundación Finestres.

Nuevos cuadernos Anagrama